《跌扑损伤卷之一》校注

李彦民　周小燕　李引刚　胡耀昌　**校注**

西北大学出版社
· 西安 ·

图书在版编目（CIP）数据

《跌扑损伤卷之一》校注 / 李彦民等校注. —西安：
西北大学出版社，2022.6

ISBN 978 - 7 - 5604 - 4948 - 7

Ⅰ. ①跌… Ⅱ. ①李… Ⅲ. ①中医伤科学—中医
临床—经验—中国—清代 Ⅳ. ①R274

中国版本图书馆 CIP 数据核字（2022）第 103556 号

《跌扑损伤卷之一》校注
DIEPUSUNSHANG JUAN ZHI YI JIAOZHU

校 注	李彦民 周小燕 李引刚 胡耀昌	
出版发行	西北大学出版社	
地 址	西安市太白北路 229 号	
邮 编	710069	
电 话	029 - 88303310	
网 址	http：//nwupress. nwu. edu. cn	
电子邮箱	xdpress@ nwu. edu. cn	
经 销	新华书店	
印 装	西安博睿印刷有限公司	
开 本	720mm×1020mm 1/16	
印 张	6	
字 数	60 千字	
版 次	2022 年 6 月第 1 版 2022 年 6 月第 1 次印刷	
书 号	ISBN 978 - 7 - 5604 - 4948 - 7	
定 价	56. 00 元	

本版图书如有印装质量问题，请拨打 029 - 88302966 予以调换。

跌撲損傷卷之一

武林三衢開陽祥山邵育賢秘傳濟世金丹專理跌打內外
損傷新舊瘀積血續骨接筋諸般吐血破損傷風變易難症
功効若神今將編次湯散丸見歌訣并增補者一百零八分
為一十三篇以註患之輕重分彙各症各治之法悉錄於左

浙王錫琳書

外傷第一
　　撰
夫跌者有內傷外傷之別有瘀血積血之故且如外傷肌
肉有損或紫或青或腫痛不可忍輕者預用先鋒

中国中医科学院图书馆藏《跌扑损伤卷之一》手抄本书影

先散血以散血湯若心悶以心悶紅花藕木散又有心中閉

悶以心中閉悶湯重者先服護心散第外傷無論輕重次

隨服保合太和湯若全身授傷此湯服之更效倘全身疼

痛以悅樂湯頭上受傷以保元湯腹裡受傷以護裡腹湯

小腹受傷細腹湯手上受傷股肱湯下身受傷季體湯

又跌損并風氣以雙理湯又損傷心之以下常用以護体

湯最輕者護身湯若統用保合太和湯尤妙盖以保合

太和湯在損傷稱為獨品誠謂最穩此真治跌撲之良

中国中医科学院图书馆藏《跌扑损伤卷之一》手抄本书影

藥也又損跌心中極熱以六一散或用甘草湯俱可又有內
傷致命續骨接骱骨傷骨碎新舊積血破損傷風諸般
吐血變易難症各隨分劑俱錄於左此未及詳註也

先鋒散　　治外傷平常用

歌曰　先鋒散內用靈仙茜草光烏必佐更加荊紅其研末方知服

藥最為先

光烏汁炒三刃姜　紅花五錢　右藥共為細末體厚者每服一錢體

薄者每服四五分

右用靈仙　茜草　加皮　荊皮各五

中国中医科学院图书馆藏《跌扑损伤卷之一》手抄本书影

大成湯

歌曰

治從高墜下跌撲損傷以致瘀血流入臟腑昏沉不
醒大小便閉及木杖後瘀血攻肚腹膨脹結胸不食惡血
乾嘔大便燥結者並服之

大成湯內朴硝黃藕木歸和甘草傍陳皮厚朴紅花芋
木通只壳急煎忙　　右用陳皮　當歸　藕木
木通　紅花　厚朴　甘草各平　只壳平　大黃平
朴硝平　　右藥用水煎不拘時服三後二時不
行渣再煎臨服入蜜三匙亦妙

中国中医科学院图书馆藏《跌扑损伤卷之一》手抄本书影

校注说明

　　《跌扑损伤卷之一》乃伤科专书，清王锡琳书，分十三篇，主要论述跌打损伤药物治疗，是清代损伤疾病分类施治的代表作之一。目前仅知中国中医科学院图书馆藏手抄本。

　　兹将校注有关情况说明如下：

　　1. 此次校注以中国中医科学院图书馆所藏《跌扑损伤卷之一》手抄本为底本，校注参用他校、本校，慎用理校。他校以明清年代外科、伤科及本草类书籍为主。

　　2. 底本繁体竖排，均改简体横排。原书中"右""右上"径改为"上"，"左"径改为"下"。

　　3. 采用现代标点方法对原书进行标点。

　　4. 凡原书中异体字，以规范简化汉字律齐，不出注。

　　5. 凡原书中通假字、古今字为现代通用字形者，保留原字，于首见处出注说明。

　　6. 凡原书中生僻字、词，于首见处出注。

　　7. 凡原书中脱漏或字迹漫漶，但无据可考者，用"□"标出。

　　8. 凡原书中俗写药名、生僻药名，今仍其旧，于首见处出注说明。

9. 原书药名后的炮制方法及相关说明加括号。

10. 原书个别无剂量药方存其旧。

11. 原书无目录，今据正文内容编目录。

12. 编方名索引，附于正文末。

李彦民　周小燕　李引刚　胡耀昌

2021 年 10 月于咸阳

目　录

跌扑损伤卷之一①

浙王锡琳②书

武林三衢③开阳祥山邵育贤秘传济世灵丹，专理跌打内外损伤、新旧积血、续骨接筋、诸般吐血、破损伤风、变易难症，功效若神。今将编次汤散丸见歌诀，并增补者一百零八，分为一十三篇，以注患之轻重，分汇各症各治之法，悉录于下。

外伤第一

夫跌扑者，有内伤外伤之别，有瘀血积血之故，且如外伤肌肉有损，或紫或青，或肿痛不可忍。轻者预用先锋□，先散血以散血汤，若心闷以心闷红花苏木散，又有心

1

---

① 跌扑损伤卷之一：原书仅存卷之一。
② 王锡琳：号涤斋，清江苏川沙（在今上海市）人，监生，四世精医。
③ 三衢(qú)：浙江衢州。

中闭闷以心中闭闷汤，重者先服护心散。第①外伤无论轻重，次随服保合太和汤，若全身授②伤，此汤服之更效。倘全身疼痛以悦乐汤、头上受伤以保元汤、腹里受伤以护腹汤、腰上受伤护腰汤、小腹受伤细腹汤、手上受伤股肱汤、下身受伤季体汤，又跌损并风气以双理汤，又损伤心之以下常用以护体汤。最轻者护身汤，若统用保合太和汤尤妙，盖以保合太和汤在损伤称为独品，诚谓最稳，此真治跌扑之良药也。又损跌心中极热，以六一散或用甘草汤俱可。又有内伤致命、续骨接筋、骨伤骨碎、新旧积血、破损伤风、诸般吐血、变易难症，各汇分列，俱录于下，此未及详注也。

先锋散

治外伤平常用。

歌曰：

先锋散内用灵仙③，茜草光乌必佔④前，

更加荆红共研末，方知服药最为先。

上用灵仙、茜草、加皮、荆皮⑤各一两，光乌（姜汁炒）

---

① 第：同"第"。但是。《千禄字书·去声》："第、第，次第字。上俗，下正。"
② 授：通"受"。《说文通训定声·孚部》："授，假借为受。"
③ 灵仙：威灵仙。
④ 佔：同"占"。老舍《骆驼祥子》十七："脸上被雀斑佔满。"
⑤ 荆皮：紫荆皮。

三两，红花五钱。

上药共为细末，体厚者每服一钱，体薄者每服四五分。

散血汤

治损伤先散血。

歌曰：

> 散瘀活血红苏木，枳壳归尾最思慕，
>
> 再加牛膝生地随，伤损散血何须卜。

上用红花、苏木各六钱，枳壳、牛膝各一两二钱，归尾、生地各八钱。

上药分作六剂，好酒煎服。

心闷红花苏木散

治心闷。

歌曰：

> 红花苏木散最灵，牛膝枳壳归尾成，
>
> 生地木通共研末，温酒调服即安宁。

上用红花、苏木、川牛膝、枳壳各五钱，归尾四钱，生地三两，木通八钱。

上药共为细末，每服二钱，温酒调下。

开心中闭闷汤

治心中闭闷。

歌曰：

　　　　归尾荆桔真苏木，木通枳壳赤芍足，

　　　　牛膝红桃和酒饮，心中闭闷消除速。

上用归尾、枳壳、川牛膝各一两，荆芥、土木通各八钱，桔梗、苏木、赤芍、红花各五钱，桃仁（去皮尖）一钱。倘痰起加活石①一两、痰闭加前胡五钱。

上药分作六帖，加灯心引，酒煎服。

护心散

治内外重伤先服此，勿令毒气攻心与瘀血内攻，又理疖毒发背等。疮初起发热者，先用此药亦能即退。

歌曰：

　　　　护心散中豆粉佳，乳香甘草共朱砂，

　　　　每服二钱平送下，敢交②呕吐自无他。

上用绿豆粉（去壳）一两，乳香（去油）三钱，朱砂（水飞三次）一钱，甘草（生用，晒干，研末）一钱。

上药共为细末，每服二钱，白汤送下。

保合太和汤

治内外损伤统用此汤，若全身受伤更效。

---

①　活石：滑石。
②　交：通"教"。元关汉卿《单刀会》第二折："我听那先生说了这一会，交我也怕上来了。"

歌曰：

保合太和荆枳防，红甘三附茜桔帮，

乳没地丁加丹芷，前随增补合全方。

上用防风、荆芥、枳壳（麸炒）、茜草、紫花地丁草、加皮、丹皮、白芷各四钱，红花、香附、前胡、乳香（去油）、没药（去油）、桔梗各三钱，三七五分，甘草（炙）二钱。

上药分作四剂，好酒煎服。外，以随患增补合用，倘若唤气不来加橘红、黄芩，脚腿受伤加木瓜、牛膝、米仁①，头上受伤加川芎、羌活，手上受伤加桂枝、木瓜，腹内受伤加桃仁（去皮尖）、桔梗，若胃口不开加枳实（麸炒）、郁金，小腹内受伤加萹蓄、木通、通草、黄柏、生蚯蚓。又加数百年古松节，每剂一钱，入前药同煎更妙。

悦乐汤

治全身受伤疼痛不止，宜用此增补合全效。

歌曰：

悦乐汤中甘防荆，三红前桔乳没丁，

再加丹壳白芷熟，随时增补合全神。

上用防风、荆芥各一钱，甘草（炙）五分，红花八分，三七一钱二分，前胡八分，桔梗八分，乳香（去油）、没药（去油）各八分，丹皮、加皮、白芷各一钱，枳壳（麸炒）一钱，

---

① 米仁：薏苡仁。

熟地八分，紫花地丁草一钱。

上药用好酒煎服。

保元活血汤

治头上受伤，无□应效。

歌曰：

> 保元活血用防荆，羌红丹甘患渐轻，
>
> 木瓜瓜皮荆皮桔，白枳灵三要诀精。

上用防风、荆芥、甘草、红花、羌活、丹皮、瓜皮、桔梗、荆皮、木瓜、白芷、枳壳、灵仙、三七。

上药用好酒煎服。

护腹汤

治腹里受伤，效。

歌曰：

> 护腹前桔防红荆，丹皮甘芷胜似金，
>
> 三桃枳共宜煎起，增补服之病即轻。

上用防风、荆芥、甘草、红花、前胡、桔梗、瓜皮、丹皮、桃仁、白芷、枳壳、三七。

上药用好酒煎服。

护腰汤

治腰上受伤，效。

歌曰：

　　　　治腰素用芷荆瓜，杜仲故纸①与红花，

　　　　枳防三归丹桔木，前乌赤芍效功夸。

上用防风、荆芥、杜仲、红花、故纸、归身、三七、木瓜、乌药、赤芍、前胡、桔梗、丹皮、瓜皮、白芷、枳壳。

上药用好酒煎服。凡用故纸不用甘草，故纸乃恶甘草。

细腹汤

治小腹受伤，效。

歌曰：

　　　　细腹塘塞不通流，要用蓄木蚓通由，

　　　　加荆丹红防三青，通草王黄乌药求。

上用荆芥、防风、加皮、丹皮、红花、蓄蓄、三七、黄柏、木瓜、木通、通草、王不留行、蚯蚓、青木香、乌药。

上药各等分，用好酒煎服。

股肱汤

治手上受伤，效。

歌曰：

　　　　凡治股肱桂枝先，秦艽二活兼灵仙，

　　　　桂皮三棱防归尾，分作四剂酒和煎。

---

①　故纸：补骨脂。

上用桂枝（酒浸炒）四钱，独活二钱，灵仙（姜汁炒）、归尾各四钱，秦艽（酒炒）、桂皮、羌活（炒）各三钱，防风（炒）二钱，荆三棱（炒）三钱。

上药用好酒煎服。

季体汤

治下身受伤，效。

歌曰：

> 季体汤中用木牛，荆防红甘桔前留，
>
> 苡仁赤芍荆皮药，瓜皮丹皮尽处求。

上用防风、荆芥、甘草、红花、前胡、桔梗、木瓜、牛膝、米仁、赤芍、荆皮、乌药、瓜皮、丹皮。

上药以好酒煎服。

双理汤

治跌打损伤并风气，并效。

歌曰：

赤尾苍活（独、羌）续杜荆，芎桂（肉、枝）牛（川、土）生枸红金，

茯槟戟加防枳虎，桑海木（香、瓜）乌（川、草）薄甘秦。

上用归尾、赤芍、苍术、续断、独活、川芎、杜仲、荆芥、肉桂、川牛膝、生地、枸杞子、五加皮、槟榔、茯苓、防风、巴戟天、桂枝、虎掌骨、桑寄生、木香、海风藤、真

川乌、土牛膝、甘草、秦艽、草乌、红花、木瓜、紫荆皮、羌活、薄荷、白芷。

上药等分，用好酒煎服。若四肢疼痛，除肉桂、槟榔、木香、白芷不用。

护体汤

治损伤，心之以下常用。

歌曰：

> 护体汤中丹红花，归尾荆皮羌活瓜，
>
> 再加独活并牛芷，灵仙用之效功夸。

上用归尾一钱，红花八分，羌活、丹皮、紫荆皮、牛膝、木瓜各一钱，加皮一钱五分，灵仙一钱五分，白芷、独活各一钱。

上药用好酒煎服。若四肢伤痛加桂枝一钱五分，除白芷不用。

护身汤

治损伤，心之以下最轻者用此。

歌曰：

> 枳甘牛尾薏苡仁，薄荷赤芍木瓜成，
>
> 川芎好酒和煎服，饮服斯汤保安宁。

上用川芎三分，牛膝一钱，枳壳三分，归尾一钱，甘草二分，薏苡仁一钱二分，薄荷五分，赤芍八分，木瓜八分。

上药用好酒煎服。

六一散

治跌打，心中极热难抵不得已用此散解热，如可抵时切不擅用。

歌曰：

六两活石一两甘，朱砂二钱配研丹，

心中极热难抵时，泉水调饮药可堪。

上用活石六两，甘草一两，朱砂二钱。

上药用以泉水调饮服。

甘草汤

治跌打，心中热服此汤最稳。

歌曰：

甘草汤用可解渴，未制六一口甚渴，

只便生甘和水煎，俟①冷服之永不渴。

上用甘草一味，只以泉水煎服。

---

① 俟（sì）：等待。《玉篇·人部》："俟，候也。"

内伤第二

予思外伤既以鲜明，而内伤岂不细说，故又既内而言之，其伤有拳打棍戳，有手指点戳，又有毁子稍点戳者，此等不一之伤，未可概论。若此者俱为内伤，有致命之处，又有偏者，皆宜速治，不可稍缓。就拳打而论，亦有偏正轻重之殊，拳骨点打正者重，平拳打偏者轻。轻者预服先锋散与克敌散，或保合太和汤，外用伤损寒痛丸等。重者先服护心散与克敌散，外用取内伤散瘀血法，随服御侮散。内吐①其损伤大小之形核，必服羽林散，使去其核，令不疼痛而愈。又有棍戳及手指点挫至毁子稍挫，并新旧损伤积血者，俱为重伤。然亦有偏正之易②，正者更重，尤宜仔细，俱宜先服护心散，再服克敌散，外用取内伤散瘀血法，或用雌雄火，或使雷火针，因患而施，令内吐其核，将火针法消去其核，凡吐有核者，俱用此针刺出瘀血。至若新旧损伤积血治法同此，虽无形核，亦宜刺出瘀血更好。如果重者用回生膏盖贴，轻者用太乙膏盖之，或

① 吐：出现。汉王延寿《鲁灵光殿赋》："发秀吐荣，菡萏披敷。"
② 易：不相同。《玉篇·日部》："易，异也。"

轻重者，用增补红毛膏贴之亦可，最轻者不用膏贴亦可。无论轻重，外俱用绵包裹为佳，随服羽林、护卫、鹰扬等散，使得全①愈无悟②。或全身偏③打伤内者，必服保合太和汤为始，再以冲和为终，中服此前载羽林等散最稳。且如从高坠堕，而未经损破皮肉者，必有瘀血流入脏腑，人必昏沉不醒者，二便必难，先以护心、镇心二散，随即飞敛，又当速以大成汤通二便，护腹④、重伤汤亦可，其人自醒，如不醒，独参汤救之。寻常坠堕轻者，以复元活血汤。如此等症既服通利药，随当俱服以调中二陈⑤汤调之。或有骨硬不软活者，动多掣肘，当服软骨散，或以保合太和、冲和等汤择而用之可也。理治者当随机应变，切勿偏执，用之谨之慎之，毋忽。

克敌散

专治内伤。

歌曰：

> 金丝钓鳖⑥克敌神，光乌草乌百草成，
>
> 乳香没药金沸草，研末和匀服最灵。

---

① 全：病愈。清朱骏声《说文通训定声·乾部》："全，字亦作痊。"

② 悟：当作"误"。

③ 偏：通"遍"。《墨子·非儒》："远施周偏。"

④ 腹：原作"服"，据上文改。

⑤ 陈：原作"成"，据下文改。

⑥ 金丝钓鳖：白药子。

上用金丝钓鳖、金沸草各一两，光乌（姜汁炒）、草乌（姜汁炒）各五钱，乳香（去油），没药（去油），百草霜。

上药共为细末，每服四五分，酒服。

伤损寒痛丸

治伤损寒痛，用葱白握①余，入盐数两，炒热，揉之，自愈。

歌曰：

> 伤损寒痛不堪言，用葱根烂入盐绵，
>
> 炒热续换贴痛处，认②尔愁眉转笑颜。

上用葱白握余，入盐数两炒热，揉之，即愈。

取内伤散瘀法

治内伤。

歌曰：

> 预用葱醋浸浓随，即寻伤处指合同，
>
> 绘墨为记葱包起，再加火熨散疏通。

上用葱白四两，浸米醋中，捣烂，入盐少许，用青袋贮

---

① 握：一把。《诗·陈风·东门之木分》："视尔如荍，贻我握椒。"
② 认：通"任"。《清平山堂话本》卷二《快嘴李翠莲记》："认你家财万万贯。"

之缝蜜①，安患上，外用熨斗放火熨之，使其不冷不热，得中而揉之，可其瘀自散。

御侮散

治内损用。

歌曰：

> 御侮之中乳没成，川乌草乌药最灵，
>
> 朱砂血舌②兼猴骨，再将百草效覆旋。

上用乳香（去油）三钱，没药（去油）一钱，川乌（姜汁炒）五钱，草乌（姜汁炒）四钱，朱砂（水飞三次）一钱，百草霜三钱，血舌一钱，猴骨（火煅）五钱，旋覆花一两五钱。此言覆旋，因言合韵，故也。

上药共为细末，每服一钱，体薄者每服四五分。

羽林散

治内伤损骨重者。

歌曰：

> 三千羽林护主君，冰麝川乌血舌砂，
>
> 乳没猴骨自然异，金沸接骨百草春。

---

① 蜜：同"密"。清毛奇龄《故明户部尚书原任广东布政使司左布政使姜公墓碑铭》："见事敏而虑事蜜，艰巨不沮。"

② 血舌：当为"血竭"。

上用自然铜（醋制）、无名异（醋制）各八钱，乳香（去油）、没药（去油）各五钱，麝香、冰片各三分，川乌一两，血舌、朱砂（水飞三次）各三钱，猴骨五钱，百草霜二两，金沸草一两五钱（无亦可），接骨木（干者）一两。倘若伤筋伤骨，外加接骨木一两。

上药共为细末，每服四五分。

护卫散

治内伤损筋并损骨用。

歌曰：

> 护卫散中自然异，乳没冰麝百草戏，
>
> 光乌草乌血舌朱，金沸接骨猴着意。

上用自然铜、无名异各八钱，乳香、没药各五钱，麝香、冰片各三分，光乌、草乌各一两，血舌二钱，朱砂三钱，猴骨五钱，百草霜一两，金沸草一两五钱（无亦可），接骨木（干者）一两。

上药共为细末，每服三四分。倘猴骨缺时，以大鳗骨代之可也。

鹰扬散

治伤损骨致命重伤，神效。

歌曰：

> 奉天伐暴奋鹰扬，济困扶危亦自然，
>
> 三七乳没朱光草，冰麝霜异治为良。

上用乳香一两，没药八钱，自然铜、无名异各五钱，冰片、麝香各三分，光乌、草乌、三七、百草霜各一两，朱砂三钱。

上药当炮制者，悉如羽林同护卫散炮炙，亦如羽林散法。

前药共为细末，每服二三分，服二三次即愈。若不用光乌，须用川乌更妙。

雌雄霹雳火

治损伤一点积血。

歌曰：

> 雌雄霹雳火纯阳，蕲艾双黄丁麝香，
>
> 阴损阴伤阴积血，逢①之一灸自回阳。

上用艾茸，丁香二钱，麝香一分，雌黄、雄黄各二钱。

上后②四味共研末，并麝搓入艾中，作安豆③大丸，放于患上灸之。无论痛痒以肉焦为度，痛则至痒、痒则至痛为妙。

---

① 逢：同"逢"。遇。

② 后：原作"下"，据文义改。

③ 安豆：豌豆。

雷火针

治损伤并风寒湿气袭于经络，筋骨疼痛、起坐艰难、不得安卧者，用此针之。

歌曰：

　　　雷火神针真罕稀，丁香蕲艾麝香依，

　　　风寒湿气损伤病，针之患上效堪医。

上用蕲艾三钱，丁香五分，麝香二分。

上药与蕲艾揉和，先将夹纸作筒如指粗大，用艾叶同药叠实收用。临用以纸六七层平放患上，针药点着一头对患向纸擦①实，待不痛方起针药，患甚者再复一次。七②日后，火疮大发，自取功效矣。

火针法

治损伤一点积血。

歌曰：

　　　火针之法独称雄，破核消瘀最无穷，

　　　灯草桐油相协力，当头一点破凡③笼。

上行不得内消者，用粗线针一条，将竹筋一头劈开，将

---

① 擦：《外科正宗》卷七作"捺"。

② 七：原脱，据《外科正宗》卷七补。

③ 凡：通"樊"，凡笼当樊笼、囚笼讲。

针离分半许夹在筋头内，以线扎紧，用桐油灯盏内贮之。灯草五根，排入油内，点着用针蘸①油烧红，向患顶重手刺入五六分，随出瘀血，以膏盖贴，即得轻便，以后渐愈。

回生膏

治棍挫棍打跌伤，凝滞死血紫黑相接，肉皮不破多致内烂。此膏能化死血为黄水拔出于流，真回生之膏也。

歌曰：

> 回生膏中麝冰奇，乳没轻粉樟脑齐，
> 加上血舌并黄蜡，化瘀为水亦奚疑。

上用乳香（去油）、没药（去油）各一钱五分，轻粉、樟脑各三钱，血舌三钱，黄腊一两，麝香一分，冰片三分。

上药共为细末，先将雄猪板油一两二钱熬去渣，次下黄腊，再下末药，以文武火三落下住手，用柳二茎搅捞约一茶匙，倾入少许于水中，不软不硬如金丝之状，始得成膏，任帖神效，妙在冰片一味。

加味太乙膏

治损伤兼外科一切等症，无不作效，但制此膏法《正宗》②注详。

---

① 蘸：原作"照"，据《外科正宗》卷八改。
② 《正宗》：即《外科正宗》。

歌曰：

太乙膏中桂枝归，乳没丹参地芍魏，

将君①木鳖兼轻粉，血余槐柳独兼魁。

上用肉桂、白芷、当归、乳香、没药、丹皮、人参②、生地、芍药、阿魏、将君、木鳖、轻粉、血余、槐枝、柳枝。上药③。

冲和汤

治损伤兼内损冷症，效。

歌曰：

冲和汤内紫荆皮，独活菖蒲赤芍宜，

白芷随方加减法，诸般百症共称奇。

上用紫荆皮（炒）五钱，独活（炒）三钱，赤芍（炒）二钱，白芷一钱，石菖蒲一钱五分。

上药酒煎服。外，合研末，或葱汤或热酒俱可调敷肿伤痛处。

药中紫荆皮乃木之精，能破气逐血消肿；独活土之精，动荡凝滞血脉，散骨中冷痛，去麻痹湿；石菖蒲水之精，善破坚硬，生血止痛，破风消肿；白芷金之精，能去风生肌定

---

① 将君：大黄。
② 人参：《外科正宗》卷二作"元参"。
③ 上药：其后修合、用法脱，《外科正宗》卷二可参。

痛；赤芍药火之精，能生血活血，散瘀除痛。盖血生则肌肉不死，血动①则经络流通，故肌活不致烂痛，经通不致臃肿。此为散风行气、活血消肿、祛冷软坚之良药也。其中五行相配用者，再无不效之理，茅②内损冷症尤效。

镇心散

治心上受伤。

歌曰：

镇心散内用辰砂，青白红花菖枳差，

归黄香附桃仁没，三七和配更效夸。

上用辰砂（水飞三次）七钱，白蜡三钱。上二味共研末，和后煎药调服。大黄四钱，红花三钱，桃仁（去皮尖）三钱，归尾四钱，香附三钱，青木香三钱，石菖蒲三钱，三七二钱，枳壳三钱，没药四钱。

上药分作十剂，好酒煎服。

飞敛散

治从高坠堕，效。

---

① 动：原脱，据《外科正宗》卷二补。
② 茅：《外科正宗》卷二作"又"。

歌曰：

飞敛散中土鳖奇，乳没雄黄朱砂提，

麝香金珠研极细，服之永愈自无疑。

上用土鳖十个，乳香（去油）、没药（去油）各二钱，雄黄一钱五分，朱砂一钱五分，麝香三分，珍珠（豆腐内煮数滚，布包槌①碎）六分。

上药共为细末，每服一二分，多至七八分止，用好酒调服。

大成汤

治从高坠下，跌扑损伤，以致瘀血流入脏腑、昏沉不醒、大小便闭，及木杖后瘀血内攻、肚腹膨胀、结胸不食、恶血②干呕、大便燥结者并服之。

歌曰：

大成汤内朴硝黄，苏木归和甘草傍，

陈皮厚朴红花等，木通枳壳急煎忙。

上用陈皮、当归、苏木、木通、红花、厚朴、甘草各一钱，枳壳二钱，大黄三钱，朴硝二钱。

上药用水煎，不拘时服，服后二时不行，渣再煎，临服

---

① 槌：通"捶"。敲击。《玉台新咏·古诗为焦仲卿妻作》："阿母得闻之，槌床便大怒。"
② 血：《外科正宗》卷九作"心"。

入蜜三匙亦妙。

重伤汤

治法类大成汤。

歌曰：

> 重伤汤内用当归，黄药陈皮枳壳魁，
>
> 再加甘草红花杏，苏木厚黄岂让推。

上用当归、黄药、陈皮、枳壳各一钱，甘草二分，红花、杏仁（去皮尖）各八分，苏木六分，大黄（体厚者五分，体薄者三分）。

上药用好酒煎服。

独参汤

治理跌扑损伤，或金疮出血过多，昏沉不醒人事。

歌曰：

> 独参汤力最专功，金疮出血尽无穷，
>
> 昏沉不省人事者，灌之入腹起疲癃①。

上用人参（切片）一两，水二碗，煎一半，不拘时②通口服之，渣再煎服，其人自苏。又加大米一合，和渣煎汤温

---

① 疲癃：衰老或身有残疾、疾病的人。《后汉书·孝和孝殇帝纪》："诸官府、郡国、王侯家奴婢姓刘及疲癃羸老，皆上其名，务令实悉。"

② 时：原脱，据《外科正宗》卷十补。

服，更妙。

复元活血汤

治从高坠堕，恶血流于肠胃，两胁痛不可忍。

歌曰：

逐瘀散血最复元，柴胡花粉当归权，

红甘桃黄穿山甲，煎酒服之福绵绵。

上用柴胡、花粉、当归、红花、甘草、大黄、桃仁（去皮尖）、穿山甲各等分。

上药用好酒煎服，以利为度。

调中二陈汤

治前症已服行药之后，当进此药二三服调之。

歌曰：

调中二陈甘茯苓，壳实大红芎归吟，

防芍芪槟青桔药，木香二苏调以成。

上用陈皮、半夏、甘草、茯苓各八分，黄芩六分，枳实六分，大腹皮、红花、川芎、当归各八分，枳壳、防风各六分，白芍八分，黄芪、槟榔、青皮、桔梗、乌药各六分，木香三分，苏木、紫苏各六分。二陈乃陈皮半夏，二苏苏木紫苏是也。

上药水二钟，姜三片，枣二枚，煎八分，不拘时服。

软骨散

治骨硬如①绵，并诸骨鲠同效。

歌曰：

  方用缩砂威灵仙，随即砂糖冷水煎，

  汝遭时若进一服，唤尔诸骨软如绵。

上用灵仙一味为末，每服三钱，酒下。

---

① 如：则。清王引之《经传释词》卷七："如，犹则也。"

续骨第三

　　尝谓跌扑者不可不分内外，而内外既以①分之，则又当辩其续骨之礼②。故就续骨者，先服宽筋散，随将手足跌碎处，倘有碎细曲骨触在肉内，外必用铁城散涂擦，然后动手用以钳箍去碎骨，可将骨扶正，敷以关圣散，或以如圣金刀散。即用杉树皮夹上，或以回生、正副玉真、理风等散。速服华佗神散而愈。若骨节出旧者，必使归原，外以绵包裹，内预服宽筋散，随服华佗神散，效。如指骨受伤痛不可忍，内服理风等散，外以裂痛丸。至若骨伤能伸不能屈，初服宽筋，次以羽林、护卫、鹰扬等散。重者附骥神散，最重者以华佗神散，最重倘骨碎者用正理骨碎神散或副理骨碎神散，俱可得愈。然而又有礼说也，大凡治跌扑续骨等伤症者，用药其性多热，当以强固精神，无使走泄，早得康健，必服固精散为要，然后究续骨等伤之症调理为妥。后之学者，当细详而熟玩之，不可造次而混

---

　　① 以：通"已"。已经。《汉书·张敞传》："今两侯以出。"

　　② 礼：用同"理"。元佚名《刘弘嫁婢》第二折："婆婆！你省的这个礼么？"

25

续骨第三

使也。

宽筋散

治续骨损筋，效。

歌曰：

> 宽筋内药最有灵，损骨损筋首遂人，
>
> 荆防当归五钱各，木瓜一两即安宁。

上用防风、荆芥、当归各五钱，木瓜一两。

上药共为细末，每服二钱，温酒调下。

铁城散

即名曰麻药。

歌曰：

> 铁城散内用南星，半胡川草石藏精，
>
> 引入胡椒和水塈①，肌肤痹□任人针。

上用天南星、半夏、胡椒、草乌、川乌、石藏花（即落阳花）。

上药等分，共为细末，用胡椒水调和涂上。

关圣散

治跌扑破损并刀斧所伤，头上打破，神效。

---

① 塈（è）：涂饰。《东坡先生谱·元丰元年》引《熙宁防河录》："乃即徐州城之东门为大楼，塈以黄土，名之曰黄楼。"

歌曰：

关圣散中乳没珠，象龙苏血冰儿需，

更加赤芍共研末，济世奇功果有如。

上用乳香（去油）、没药（去油）、象皮（炒）各一钱，珍珠（豆腐内煮数沸，布包槌碎研末）三分，龙骨（火煅）一钱，苏木二钱，血舌五分，儿茶二钱，冰片一分半，赤石脂（童便浸，煅七次）二钱。

上药共为细末，用法以破损初时，随用冷水洗之挹①干，敷此散于患处，以至二三日之后，即用祛毒散，其散以滚汤泡之，或以水煎沸滚，俱候冷即洗之，掺干敷药。倘未用药时，俱开作脓，亦宜祛毒散，洗敷同前。

如圣金刀散

治刀斧所伤，皮破筋断，飞血不止者。

歌曰：

如圣金刀用二矾，松香细末实非凡，

刀伤损破肌流血，掺上肌生如屏藩。

上用松香（净末）七两，枯矾一两五钱，生矾一两五钱。

上药共为细末，掺伤处。若作脓，洗敷同前。

回生散

治跌扑损伤瘀血攻心，不省人事，口出白涎，遍身冷但

---

① 挹（yì）：汲取。《诗·小雅·大东》："维北有斗，不可以挹酒浆。"

心头微热，气未绝者。

歌曰：

> 回生散内用南星，防风白芷要研精，
>
> 各等分明有定准，瘀血攻心风可清。

上用天南星、防风、白芷等分。

上药共为细末，每服二钱，童便调之，或滚汤或热酒亦可。

正玉真散

治破伤风牙关紧急，角弓反张，甚则咬牙缩舌。

歌曰：

> 正玉真散用南星，白芷防风羌活灵，
>
> 天麻还兼白附子，破伤风症凑功成。

上用南星、防风、白芷、天麻、羌活、白附子。

上药等分为细末，每服二钱，热酒一钟调服，更敷伤处。若牙关紧急、腰背反张者，每服三钱，用热童便调服，虽内有瘀血亦愈。至于昏闷心腹尚温者，连进二服亦可保全。如风①犬咬，便用漱口水洗净，掺咬伤处亦效。

副玉真散

治破伤风牙关紧急，角弓反张，殴打将毙者，倘以昏闷

---

① 风：癫狂。《正字通·风部》："风，今俗狂疾曰风，别作疯。"

心口尚温者。

歌曰：

　　　　副玉真散最去风，专理伤风并冒风，

　　　　只取南防二味末，可敷可服可成功。

上用天南星、防风等分。然南星防风所制，故服之不麻。

上药共为细末，若破伤风，以此敷疮口，每服一钱，温酒调下。如牙关紧急，角弓反张，以二钱调下。殴打欲死及内损连进二服即苏，以金疮冒风并跌打去风，立效。

理风散

治跌损去风要药，兼理破伤风。

歌曰：

　　　　理风散内药疏通，防风南星分两公，

　　　　惟有白芷减半少，用之理风上散空。

上用防风、天南星各一两，白芷五钱。

共为细末，每服一钱三分。

华佗神散

治续骨、骨伤、骨碎等症，神效。

歌曰：

　　　　华佗神散天自然，乳没土鳖三七研，

　　　　苏霜朱血接骨异，冰麝光草腊方全。

上用天雷石（醋浸火煅七次，研末）、自然铜（醋浸火煅七次，研末）、无名异（醋浸火煅七次，研末）各一两，川三七一两，乳香（去油）、没药（去油）各八钱，真苏木（槌碎）一两，土鳖（火酒浸一夜，瓦上炙干，研末）十个，朱砂（水飞三次）三钱，血舌三钱，接骨木（干者，研末）一两，百草霜一两，冰片、麝香各三分，光乌（姜汁炒）一两（或五钱亦可），草乌（姜汁）五钱，白蜡八钱。

上药一十七味，有孩儿骨更好，但伤天理，切不可用，若以猴骨代之五钱亦可。

俱研极细末，大人每服一钱，小儿每服三五分，以好酒调之。倘有千年古松节，加入一两，捣细末更妙。倘有大鳗骨，加一两亦好。若手足跌碎，先将杉树皮夹上，再服此药。或有未碎出旧者，必使归原。至若骨伤并骨碎者，此外俱以绵包裹，亦皆服此药，十日之间悉以痊愈。

裂痛丸

治骨受伤痛不可忍。

歌曰：

> 裂痛指甲不可忍，葱炮①灰火中奇景，
>
> 劈破取其中有涕，裹痛续换遂可寝。

---

① 炮：灼。《广韵·效韵》：“炮，灼儿。”

上用葱根患①灰火中炮去皮，捣烂，入盐少许再捣，安患上。痛甚者再复一次。

附骥神散

治续骨，骨伤、骨碎等同效。

歌曰：

> 附骥神散亚华佗，猴骨乳没天蜡和，
>
> 精研共制自然异，救尽人间受遭磨。

上用自然铜（醋煅七次，研末）一两二钱，无名异（醋煅七次，研末）六钱，天雷石（醋煅七次，研末）一两二钱，乳香（去油）、没药（去油）各四钱，白蜡八钱，猴骨八钱。又有用蛤蟆三只，焙干研末，可代天雷石者，亦妙。

上药共为细末，每服六七分，多至八九分，好酒调之。

正理骨碎神散

治头骨打碎破并骨头跌破，俱好。

歌曰：

> 正理骨碎神散奇，白蜡核肉美堪医，
>
> 蜡二肉三作分两，分作七次酒烹之。

上用白蜡二两，核桃肉三两。

上二味分作七次，好酒煎服即愈。

---

① 患：当作"揬"。《集韵·桓韵》："揬，掷也。"

副理神散

治骨头打碎并骨头跌破同前。

歌曰：

　　　　副理神散最通灵，甘麝加皮肉桂真，

　　　　川乌草乌共土鳖，醋制和碾病自轻。

上用甘草、麝香、加皮各二分，川乌、草乌各三钱，川土鳖三个，肉桂五钱。

上药俱用醋制，焙干研末，每用一茶匙，好酒调服。

固精散

治跌扑续骨等伤者，用药其性多热，当以强固精神，无使走泄，早得康健，必服固精散为要。

歌曰：

　　　　固精散用保元阳，白莲蕊须①助精强，

　　　　再加芡实和龙骨，永固精神寿绵长。

上用白莲蕊须、芡实米、龙骨（酒浸一夜，水飞三次，用好酒炙，火炙酥研末）。

上药等分焙干研末，每服一钱，或酒或滚汤俱可调服，或煎亦可。

---

① 白莲蕊须：莲须。

破损第四

　　破损者，乃刀斧所伤，有深浅之不同，迨①至血流不已。深者先服理风、脑风、回生、玉宝、正副玉真等散及镇险保元汤，随用冷水洗法，次以桃花散掺之，其血自止，或止血散，或以两全散，或关圣散、锋芒散敷之。若以冷水洗时，独用关圣散敷更效。至二三日后，若洗以祛毒散，或脓多以豆腐膏贴，再以关圣、锋芒等散敷之。如头面打破将收口时，使其无疤，敷以无瑕散。若出血过多，昏沉不省人事，以独参汤，以八珍汤补助为要。若浅者先以理风，随以冷水洗，次用桃花散掺之，或止血散，或以关圣散敷，至二三日间，洗以祛毒散，绵挹干仍敷关圣散收敛。此乃深浅之法，而外无余秘矣。

脑风散

治头脑打破，去风兼破脑伤风者。

---

　　① 迨（dài）：及。《尔雅·释言》："迨，及也。"

歌曰：

> 或问何治脑风灵，防风白芷各三分，
>
> 南星独三钱用主，每服大匙效如神。

上用防风、白芷各三分，南星三钱。

上药焙干为末，每服一钱，用滚汤调之。

玉宝丹

治跌扑损伤当昏去不还魂。

歌曰：

> 玉宝丹中专郁金，预服回生即转轻，
>
> 连忙此药先研末，调服一匙病自轻。

上用郁金一味研末，每服一二茶匙，温调服。先服回生，若转魂随即用此药服，不可停留，须记。

镇险保元汤

治头顶打破并跌损，恶犬等咬伤者。

歌曰：

> 镇险保元汤最灵，枳荆防蜕活功成，
>
> 前赤木加丹全桔，芷归地补效如神。

上用防风、荆芥、枳壳、蝉蜕、灵仙、羌活、加皮、丹皮、前胡、桔梗、全蝎、赤芍、木瓜、白芷、归头①、生地、

---

① 归头：当归头。

骨碎补。

上药各等分，用好酒煎服。若出血，不用酒，水煎为妙。

冷水洗法

歌曰：

> 损破之初血淋淋，临时之用冷水呈，
>
> 随即软绵浸洗刷，干棉拭干敷药灵。

桃花散

治金疮出血不止。

歌曰：

> 桃花散是①治金疮，止血消瘀用可藏，
>
> 大黄宜与石灰炒，时来掺患胜禅参。

上用石灰半斤，大黄（切片）一两五钱。

上药二项同炒，但看石灰变红色为度，去大黄，筛细，掺损上。倘有脓，洗以祛毒散，或以葱汤洗，挹干敷以关圣散等长肌生敛。兼戒发气、口味、房事为效②。

止血散

治刀伤破损血流不止，效。

---

① 是：原作"制"，据《外科正宗》卷十改。
② 效：《外科正宗》卷十作"要"。

歌曰：

　　　止血散中最便宜，单用旧毡炼灰奇，

　　　刀伤破损血流出，敷之遂止又奚疑。

上用人戴过多年旧毡帽烧炼为灰，敷上，其血即止，神效。

两全散

治刀斧所伤并破厉害①者，能止血止痛，效。

歌曰：

　　　两全散中止血疼，乳香没药气腾腾，

　　　胎发炼灰和研末，敷之即便凑功能。

上用乳香(去油)、没药(去油)、胎发。

上药等分为末，敷患上，立止血定痛。又用两全散更妙。②

锋芒散

治刀斧破伤者。

歌曰：

　　　锋芒散用次关神，赤血冰珠龙海匀，

　　　乳没儿茶麝象等，共研为末效如金。

---

① 厉害：原作"利害"。

② 又用两全散更妙：疑衍。

上用乳香（去油）、没药（去油）各五钱，珍珠（豆腐内煮数滚，研细末）三钱，海螵蛸（热灰煅）五钱，冰片、麝香各三钱，象皮（炒，或麻油酥炒亦可）五钱，龙骨（火煅）五钱，儿茶一两，血竭一钱，赤石脂（火煅童便浸七次）。

上药共为末，敷患上，效。

祛毒散

治损破腐烂作脓者。

歌曰：

> 祛毒散设去恶脓，银花甘草和水溶，
> 频将汤洗金疮处，切忌风吹气血雄。

上银花一两，甘草五钱。

上二味为末，或滚汤泡或煎，俱可，必候冷，以绵浸洗，又以燥绵挹干，再用敷药，效。

豆腐膏

治破损俱开作脓者。

歌曰：

> 豆腐膏中甘芷连，黄柏银花全蝎恬，
> 更加蝉蜕同煎煮，去脓去恶效堪全。

上用白豆腐（干者切薄片），甘草二钱，白芷、连翘、黄柏、金银花各三钱，全蝎五分，蝉蜕二钱。

上药和豆腐同煮，贴患处，去深厚恶脓，再用敷药敛口，效。

无瑕散

治刀伤破损，愈后无疤痕者。

歌曰：

> 无瑕美玉实堪夸，童男幼女损容花，
>
> 若得丰姿呈艳丽，麸醋调匀缚着疤。

上小麦麸（以绢罗细末），真米醋。

上二味谅用若许调匀，以或布或绢摊上醋拌麦麸，盖包贴缚着破损患处，将敛口，□一二日之间解开，仍以米醋浸绵洗洁净，以干绵挹干，再敷关圣散，愈后自然无瑕矣。

八珍汤

治出血过多，调和荣卫，顺理阴阳，滋养气血，进美饮食，和表里，退虚热，为气血俱虚之大药也。

歌曰：

> 八珍汤擅理阴阳，芎芍当归熟地良，
>
> 还要相兼四君子，何愁虚弱不复强。

上用四君子，乃人参、白术、茯苓、甘草是也，川芎、白芍、当归、熟地各等分，但甘草（炙）五分。

上药水二钟、姜三片，枣二枚，煎八分，食前服。

刎颈第五

夫刎颈者，乃迅速之变，须救在早，迟则额冷气绝，则难救矣。初刎时，气未绝，身未冷，急用丝线缝合刀口，敷以关圣、桃花等散，此乃重伤，多敷为要，以绵纸四五层盖刀口上，随以女人缠足旧布裹脚包之，将患人头抬起，旋绕五六转。三日后宜解开，预煎以祛毒散，候冷多浸透布，包上四五次，然后再解开，用此法洗，不粘脓血，自然不痛。若作脓者，洗法如之，凡用布包者三日后亦宜解开，此法最稳，挹干敷以关圣散洗敷，夏月二日一次，冬月三日一次。轻者不用缝合包裹，临以冷水洗，再敷关圣、桃花等散。或是血流不已，无论轻重，用以如圣金刀、止血、两全等散敷之，内服以正副玉真、回生、理风等散。至二三日，洗以祛毒，敷之以关圣。若冒风高肿，敷以正副玉真为妙。然调养斯患者，仰卧以高枕，枕在脑后使项郁而不直，刀口不开。冬夏避风，衣被覆暖。待患人气从口鼻通出，以姜五片，人参二钱，用米一合，煎汤，或稀粥每日随便食之，接补元气。如出血过多，服以八珍汤，调理月余，至四十日必收功完口矣。

　　此篇内应用汤散，前患悉以载明。苐各篇中凡有应用方者，列方之处有未录者，此前皆已登明，后皆仿此，因是特笔，使学者玩而知之。

接筋第六

　　夫筋断者，血飞如射，其势不止，予知其筋已断矣。急服回生、理风、正副玉真等散，临洗以冷水，挹干，以桃花、如圣金刀。后又流血，速以玉红膏、关圣、锋芒、花蕊、珍珠等散，活而用之。至若骨伤出血，以贴服膏汤。倘伤手足，有能屈不能伸者，而亦知筋断。破伤腐烂，敷服洗药，此乃照前，又加服以保合太和汤增减，或以股肱汤。若出血果多，以独参汤，其人面色必黄，外宜避风寒，内要忌冷物而终保无虞①矣。

生肌玉红膏

　　治跌损破伤断筋损骨者已经血止，至若俱开作脓，宜用祛毒散法洗之。此膏盖贴，或挑膏掌中搽化搽之亦妙。内兼服大补脾胃暖药，其腐烂易脱而新即生，疮口自敛。此乃收功敛口药中之宝灵丹也。

---

①　虞（yú）：忧虑。《左传·昭公四年》："君若苟无四方之虞。"王引之述闻："虞，忧也。"

歌曰：

生肌玉红最占魁，淡中有味少人催，

芷草归身轻粉鲋①，白占紫草效堪推。

上用白芷五钱，甘草一两二钱，归身二两，瓜儿、血竭各四钱②，白占二两，紫草二钱，轻粉四钱，麻油一斤③。

上药各研细末，先用当归、甘草、紫草、白芷四味入油内浸三日，再于勺内慢火熬药微枯色，细绢滤清，将油复入勺内煎滚，渐下血鲋化尽，次下白占，微火亦化。先用茶钟四枚，预顿水中，将膏分作四处，顿④入钟内，候片时方下研细轻粉，每钟内和投一钱搅匀，候至一伏时⑤取起，不得加减，方有大效。

花蕊石散

治跌扑损伤及金疮刀箭兵刃所伤，断筋损骨疼痛不止，新肉不生者，并效。

歌曰：

花蕊石紫麝檀香，乳没辛苏乌朴羌，

龙当白芷蛇含石，轻粉南星与降香。

---

① 鲋：《外科正宗》卷二作"竭"。
② 瓜儿、血竭各四钱：《外科正宗》卷二作"瓜儿血竭四钱"。
③ 斤：原作"分"，据《外科正宗》卷二改。
④ 顿：《外科正宗》卷二作"倾"。
⑤ 一伏时：一昼夜。

上用花蕊石（童便浸七次，火煅）五钱，紫苏二钱，麝香三分，檀香二钱，乳香（去油）、没药（去油）、细辛、苏木、草乌、厚朴、羌活、龙骨（酒浸一夜，水飞三次，火煅）、当归、白芷、蛇含石（童便煅三次）、轻粉、南星、降香各二钱。

上药为细末，罐收听用。葱汤洗净，用此掺之，一日敷换一次，效。

珍珠散

治皮损腐烂痛极难忍者，及诸疮新肉已满不能生皮，疼痛不止者。

歌曰：

> 珍珠之效实堪夸，轻粉还兼缸子花，
>
> 诸损诸疮诸痛疾，用之一掺复荣华。

上用珍珠（不论大小以新白为上，入豆腐内煮数沸，研末无声可用）一钱，真轻粉一两，青缸花①（如无，用头刀靛花轻虚色翠者代之，终不及缸花为妙）五分。

上共为细末，如损不生皮者，此干掺即生皮。杖疮已经长肉平满，惟不生皮，亦此掺即愈。腐烂疼痛者，祛毒散洗，或以甘草煎汤洗净，挹干，用猪脊髓调和此散搽之。又妇人阴蚀疮，或新嫁内伤痛甚者，亦可此搽极妙效。

---

① 青缸花：青黛。

贴服膏汤

治伤骨出血者。

歌曰：

　　　益元散配人参汤，内服外贴两相帮，

　　　姜汁一盏米醋合，配皂牛胶煎膏当。

上用内服者乃益元散，即甘草、活石是也，等分，再以人参加入调和服之甚妙。外以膏贴者以生姜自然汁一盏、米醋一盏，独核肥皂四个，敲破挼①姜汁米醋中，纱片滤过去渣，入牛皮胶煎成膏药贴之。

---

① 挼（ruó）：揉搓。《广韵·灰韵》："挼，手摩物也。"

破伤风第七

凡破伤风，因皮肉损破，复被外风袭入经络，渐得入里，其寒热交作，口噤咬牙，角弓反张，口吐涎沫。入阴则身冷自汗，伤处反为平陷如故，其毒内收矣。当用万灵丹发汗，令其风邪反出。次以正玉真散患上敷之，内服亦用此散。若头顶打破，先必用镇风散护首汤①，倘诸药不效，事在危急，必用镇风散，得脓为效。若不开关，预用开关散，如汗后前症不退，伤处不高，渐醒渐昏，时发时止，口噤不开，语声不出，终为死候。学者认细详之可。

保安万灵丹

治破伤风牙关紧急，角弓反张，时昏时止。

歌曰：

> 万灵丹用术蝎斛，天麻草归不可无，
>
> 芎朱羌活荆防细，三乌麻雄汗如雾。

上用茅术②八两，全蝎、石斛、明天麻、当归、甘草

---

① 镇风散护首汤：当为镇风护首汤。
② 茅术：苍术。

（炙）、川芎、羌活、荆芥、防风、麻黄、北细辛、川乌（泡，去皮）、草乌（泡，去皮尖）、何首乌各一两，明雄黄六钱。

上药为末，炼蜜为丸弹子大，每药一两分作四丸，或作六丸，或九丸，三等做下以备年①岁老壮病势缓急取用。朱砂六钱研细为衣，磁②礶③收贮。如破伤风，风邪入里，寒热交作，咬牙缩舌，角弓反张等症，俱宜服之。用连须粗肥葱白九枚煎汤一钟，将一丸乘热化开，通口服尽，盖汗为效。如服后汗迟，再用葱汤推④之，汗必出如淋如洗，渐渐退下覆盖衣裳，其汗自收自敛，患者自然爽快，其病如失。犹宜避风，当食稀粥，忌冷物、房事，孕妇勿用。

镇风护首汤

治头顶打破，兼理破脑伤风者。

歌曰：

> 镇风护首用荆防，加尾川芎赤芍汤，
>
> 川乌前胡芷茜蝎，羌蜕甘蚕桔薄香。

上用防风、荆芥各八分，甘草五分，加皮、赤芍、前胡、桔梗、茜草、川芎各八分，香附、真川乌各二分，归

---

① 备年：原作"年备"，据《外科正宗》卷二乙正。

② 磁：同"瓷"。

③ 礶：同"罐"。

④ 推：《外科正宗》卷二作"催"。

尾、白芷各八分，僵蚕、蝉蜕各五分，全蝎五个，羌活、薄荷各八分。

上药用好酒煎服，外用防、甘、活、蜕四味等分，煎水洗之。

镇风散

治破伤风诸药不效，事在危险者，用之必应也，并治一切猪羊等疯症者。

歌曰：

> 镇风散内鳔胶凡[①]，杭粉朱砂在此间，
>
> 每服二钱和热酒，破伤疯症自回还。

上用鳔胶（切段微焙）、杭粉（焙黄）、皂凡（炒红色）各一两，朱砂（水飞研末）三钱。

上为细末，每服二钱，无火酒调服即料酒亦可。如一切猪、羊等风，发之昏倒不省人事，每服三钱，二服即愈。外用艾火灸伤处七壮，知痛者乃为吉兆。

开关散

治牙关紧急不能进药者。

---

① 凡：当作"矾"。

歌曰：

    开关散内首牙皂，雄黄细辛麝香燥，

    分两参差研细末，竹筒吹鼻气自导。

上用牙皂一钱二分，麝香一分，明雄黄、细辛各一钱。

上四味共为末，将竹筒吹入鼻内，自然开关。

轻重刑伤第八

尝思圣王之设刑，因愚顽之民不导化，导屡行不轨，以致屈辱公庭，争辩是非，曲直难判，不得已而制其轻重之刑。然犹恐善恶紊施，故《书》云有"火炎昆冈，玉石俱焚"①之语。因是，为善者行不由己，出不虞②受害，难免重刑，特制救世仙丹，名曰铁布衣衫丸③，当预服之以济危急，而受刑不痛亦且保命。轻者乃制杖刑，未杖之先，当预服铁衫散。既杖之后，乃良肉受伤，有已破未破之分。已破者肌肉损伤，随杖后以清凉拈痛膏，或以如意金黄散④敷之，疼肿即消。未破瘀血内攻者，又有杖方，用针放出内蓄瘀血，再以大成汤下之，便通自愈。如伤处瘀腐已作疼痛者，玉红膏搽之，自然腐化生新而痊。如斯而治，方得全身保命，济世灵丹之法也。

---

① 火炎昆冈，玉石俱焚：火焚烧产玉之山，玉和石头一起烧毁。语出《尚书·胤征》。
② 虞（yú）：料想。《尔雅·释言》："虞，度也。"
③ 铁布衣衫丸：《外科正宗》卷十作"铁布衫丸"四字。
④ 如意金黄散：原作"如意黄金散"，据《外科正宗》卷二改。

铁布衣衫丸

治情不由己，事①出不虞受害，难免一身重刑，当预服之，受刑不痛。

歌曰：

> 铁布衫丸乳没魁，地龙苏木自然归，
>
> 木鳖再加无名异，救尽人间苦杖推②。

上用乳香（去油）、没药（去油）、地龙（去土，焙干研末）、苏木（槌捣碎筛细）、自然铜（火煅红，醋浸七次）、当归（酒洗，捣膏）、木鳖子（香油搽壳，炙干用肉）、无名异（制法与自然铜）。

上药八味等分为末，炼蜜为丸如鸡头实大，名曰铁布衫丸。预用白汤送下，纵有非刑可保无虞。

铁衫散

治刑竖牌房并贬害并效。

歌曰：

> 铁衫散中白蜡通，光草乳没止定疼，
>
> 木耳冰麝无名异，朱砂地龙自然铜。

---

① 事：原脱，据《外科正宗》卷十补。

② 推：《外科正宗》卷十作"危"。

上用白蜡五钱，光乌（姜汁炒）、草乌（姜汁炒）各五钱，乳香（去油）、没药（去油）各三钱，土木耳（焙干研末）一两，麝香三分，冰片五分，无名异（火煅，醋浸七次，研末）五钱，朱砂（水飞三次）五分，地龙（去土，焙干）五钱，自然铜（制法与名异同）五钱。

上药共为末，每服四五分，好酒调下，白汤亦可。

散瘀拈痛膏

治杖后皮肉损破，红紫青斑，焮肿疼痛，豆①坠者。

歌曰：

> 散瘀拈痛真罕稀，麻油石灰水共齐②，
>
> 加上獐冰③金黄散，杖疮敷上笑嘻嘻。

上用如意金黄散一两，加獐冰三钱，研匀，石灰一升，水二碗和匀，候一伏时，以灰上面清水倾入碗内，加麻油对浸和水，用竹筋搅百转，自成调膏。调前药稀稠④得所听用。杖后带血，不用汤洗，将药便通敷之，盖布扎。夏月一日，冬月二日，方用葱汤淋洗净，仍再敷之，痛止肿消，青紫即退。重伤者，另搽玉红膏完口。

---

① 豆：《外科正宗》卷十作“重”。
② 齐：《外科正宗》卷十作“济”。
③ 獐冰：樟脑。
④ 稠：原作“匀”，据《外科正宗》卷十改。

如意金黄散

治肿红，跌扑损伤，及一切诸般顽恶肿毒，随手用无不应效，诚为良便方也。

歌曰：

> 如意金黄散大黄，黄柏苍芷陈姜黄，
>
> 南星厚朴天花草，敷肿即消勿彷徨。

上用天花粉（上白者）十斤，大黄、黄柏（色黄者）、姜黄、白芷各五两，紫厚朴、陈皮、甘草、苍术、天南星各二两①。

上药等分②共为粗片，晒干磨为细末，用磁坛收贮，勿令泄气。凡遇破烂敷之，作效，或用麻油调敷，亦妙。

又：

杖方

治杖后皮肉未打破，瘀血不散作痛者。

歌曰：

> 杖刑之肉未破科，瘀血攻疼咬着戈，
>
> 将针点刺流脓血，唤汝随行连唱歌。

上用针刺其杖疮积血紫黑之处，取出瘀血，自宽，即愈。

---

① 两：《外科正宗》卷二作"斤"。

② 等分：疑衍。

咬伤第九

人咬为患，良肉受伤，但齿乃阳明胃经有余，脏腑多火，生穴于①此，凡食经此，无不熻烂下咽；又饮食炙煿②之毒，无不侵袭。故伤人发肿，其痛异常，臭脓腐烂，痛彻连心，是感牙之毒也。初咬时一日内，众撒热小便浸伤处，洗净牙黄瘀血，咬孔上蟾酥饼贴之，膏盖后出微脓渐愈。如咬时未经此法，致肿痛发时疼甚者，亦与童便浸洗，拭干，用粗纸捻蘸麻油点火，用烟焰薰肿痛上，良久方住，以解牙毒。仍以蟾酥条插入孔内，膏盖候肿消时，换以关圣、玉红敷搽，长肉完口。如有杂症相兼者，亦随症而治。至若恶兽损伤，内服正副玉真、回生、理风等散，外以祛毒散洗之，内服此散亦效。洗时挹干，敷以关圣。倘血流不已，以止血散，血止仍敷关圣敛口。重者先以猪肝贴，抽拔其毒气，又服以护心散，再以前法治之，无不作效。此治咬伤之法，则无误矣。

---

① 于：原作"如"，据《外科正宗》卷十一改。
② 煿(bō)：煎炒或烤干食物。《集韵·铎韵》："爆，火乾也。或作煿。"

蟾酥条饼

治人咬伤。

歌曰：

蟾酥制调效称雄，乳没朱凡轻粉容，

麝绿寒蜗倘用蜈，捏饼作条丸悉同。

上用蟾酥(酒化)二钱，乳香(去油)、没药(去油)各一钱，朱砂(水飞三次)三钱，轻粉五分，麝香、铜绿、寒水石(煅)、枯凡各一钱，蜗牛二十一个，雄黄二钱，胆凡一钱。

上药共十二味，先将蜗牛研烂，又有用蜈蚣者，再同蟾酥和研调稠，方入各药共捣极匀，或作饼，或条，或丸，随患而用之，不可拘执。

炮伤第十

夫炮伤有三，曰皮外伤，曰入腹伤，曰入肉伤。盖入肉者，因炮枪打损并铁子锡弹入肉，而以金丝钓鳖汤。入腹者，则打枪失火硝气入之，以油菜法。皮外伤者，以鲜柏膏。如此三伤之治，则无误矣。

金丝钓鳖汤

治炮枪打损并铁子锡弹入肉者。

歌曰：

金丝钓鳖独专功，预用瓜膋①气拔通，

嫩虫焙干将愈用，铁子铅弹悉如空。

上用外使南瓜膋贴伤处，抽出热气，续续换之，其伤肌肉自转白矣。内服金丝钓鳖二三茎，煎酒服，或研末用一二茶匙调服酒下。其金丝钓鳖有雌雄二种，雌者叶尖，雄者叶圆，男服雄，女用雌。若无瓜膋时，单服此亦得痊愈，多多服之更妙。其患将愈之时，再用烂稻稿内白嫩虫取而焙干，

---

① 膋（liáo）：脂肪。《诗·小雅·信南山》："执其鸾刀，以启其毛，取其血膋。"郑玄笺："膋，脂膏也。"

研末，用好酒调服，数次即愈。

鲜柏膏

治炮竹打并硝黄烧皮肤者。

歌曰：

> 皮外烧之触爆硝，要用鲜柏捣汁超，
>
> 麻油调和涂患上，若逢伤处自然消。

上用鲜柏（捣汁）一□，麻油和匀搽患处。

油菜法

治打枪失火硝气入肚者。

歌曰：

> 硝气入肚如真哑，油菜磨搭腹上下，
>
> 蒙盖发汗青肿吐，神精气爽心清雅。

上用以油菜叶，先将肚上揉起，然后遍身磨搭及头面四肢，再以絮被满身蒙盖，使汗略走，其硝毒自然发散于外，必至遍身青肿毒气吐出，自无虞矣。如青肿不出，复加以菜油法①搽之，自然发散，无不见效矣。

---

① 菜油法：当为"油菜法"。

诸般吐血第十一

歌曰：

> 诸般吐血可堪医，当究其源理治之。
>
> 果知何伤何经络，治之了然掌握中。

假如吐血者，必以内①损经络汤，或以犀角地黄汤、止血四生汤，又用以血闭心凝欲吐汤。若以恶血攻心，以恶血上攻汤。出血不止，又法出血止血汤。且如鼻出血，乃肺经火旺，逼血妄行，而从鼻窍出也，外用紫土散敷囟顶上，内服羚羊清肺汤，自止。牙缝出血，阳明胃经实火上攻而出也，又有胃虚火动腐烂牙根，以致淡血常常渗流不已，实火清胃散，楝果袈塞之；虚火芦荟丸，人中白散搽，自愈。血箭血痣，血箭出于心经火盛，逼从毛窍出也；血痣由于肝经怒火郁结，其形初起色红如痣，渐大如豆，揩之流血。治血箭以桃花散凉血调敷，或金墨涂，自止。血痣须用冰蛳散枯去本痣，以珍珠散搽之，生皮乃愈。血甚者，内服凉血地黄汤。俱戒口，忌房事，始痊。

---

① 内：原作"用"，据下文改。

若治诸般吐血，不过如斯而已，学者尚其审诸。

内损经络吐血汤

治跌打损伤内损经络吐血不止者。

歌曰：

> 独研白及是灵丹，童便和饮未可堪，
>
> 借问君家果何採，碧云霄庆一枝攀。

上用白及，不诸①多少，研为细末，童便调服。

犀角地黄汤

治阳明积热，牙根腐烂出血不止，及诸吐血、衄血、呕血通治之，无有不妙。

歌曰：

> 犀角地黄芍药奇，更兼一味牡丹皮，
>
> 阳明积热皆堪服，止血还须用此医。

上用犀角（镑）、生地、白芍、牡丹皮各等分。

上药每剂五钱，水二钟，煎八分，不拘时服。面色痿黄，大便黑者，更宜服之。又牙缝中无辜②出血者亦妙。

止血四生汤

治吐血不止，效。

---

① 诸：当作"拘"。

② 辜：通"故"。《说文通训定声·豫部》："辜，假借为故。"

歌曰：

> 止血四生汤荷叶，生艾柏枝①地黄列，
>
> 用水同煎饮一钟，诸般血症等时截。

上用生荷叶、生柏枝、生地黄各三钱。

上药以水二钟煎一钟，食后服。临入童便一杯冲服，更妙。

血闭心凝欲吐汤

治打后血闭心凝欲吐者。

歌曰：

> 此汤原用瘀血散，川芎川归生地吉，
>
> 更加荆芍与砂仁，水煎一服永无缺②。

上用川芎、川归、生地、荆皮、白芍、砂仁各等分。

上药用水煎，一服愈。

恶血上攻汤

治恶血上攻兼各色吐血者。

歌曰：

> 恶血攻心韭汁灵，临时只用三匙盈，
>
> 冲和童便空心服，一时血止自安宁。

---

① 柏枝：侧柏叶。
② 缺：通"缺"。《字汇·金部》："缺，与缺通。"

上用韭菜捣汁和童便饮，半杯佳，或每服各三匙，一日空心服三四次作效。

又法：

出血止血汤

治止血。

歌曰：

> 或问如何治止血，吕祖异授一人说，
>
> 姜汁香油各四两，和酒调服自然辍。

上用生姜（捣汁）四两、香油四两。以好酒和匀服。

紫土散

治鼻中无辜出血不止者。

歌曰：

> 紫土散须从治法，更兼火酒要稠作①，
>
> 将药敷如囟顶上，自然血止不走撒。

上用以倾银紫土新礶研细，以火酒调敷于囟门上，其血自止，此从治之法也。

羚羊清肺汤

治鼻无故出血②不止，及成③吐血咳血者。

---

① 稠作：《外科正宗》卷十作"调稠"。

② 血：原脱，据《外科正宗》卷十补。

③ 成：《外科正宗》卷十作"寻常"。

歌曰：

> 羚羊清肺柴芍奇，甘藕蒲黄地骨皮，
>
> 玄地芎归石膏等，栀连芦荟白茅宜。

上用羚羊角（镑）、银柴胡、黄连、玄参、石膏、川芎、白芍、当归身、生地、蒲黄、地骨皮、山栀各一钱，芦荟、甘草各五分，藕节三个，白茅根不拘多少。

上以茅根捣汁一大碗，煎八分，入药同煎，加童便一杯，食后服。

清胃散

治胃经有热，牙齿或牙根作肿，出血不止者。

歌曰：

> 阳明清胃用石膏，芩连生地力最高，
>
> 丹皮加上升麻好，胃热能消我持操。

上用石膏、黄芩、黄连、生地、丹皮、升麻各一钱。

上药以水二钟，煎八分，食远服。

楝果裘

治阳明胃经实火上攻，血从牙缝流出者。

歌曰：

> 楝果裘中止牙血，楝树果二连肉核，
>
> 捣烂丝绵包裹缚，温汤漱口塞牙缺。

上用楝树果二个，连肉、核①捣烂，丝绵包裹，先用温汤漱净瘀血，塞于牙缝内，其血自止。

芦荟丸

治口鼻生疮，牙龈蚀烂，流血等症。

歌曰：

> 芦荟丸中二连先，芜荑鹤虱雷丸兼，
>
> 青皮再加木香麝，饼糊丸来共此全。

上用芦荟、胡黄连、黄连、青皮、白芜荑、鹤虱草、白雷丸各一两，木香三钱，麝香一钱。

上药共为末，蒸饼糊为丸如麻子大，每服一钱，空心清米汤送下。

人中白散

治牙龈腐烂黑鼻②，牙缝流血者。

歌曰：

> 人中白散功奇绝，黄柏儿茶青黛接，
>
> 薄荷冰片要精研，口疳掺上汤沃雪③。

上用人中白（溺壶④者佳，煅红）二两，孩儿茶一两，黄

---

① 核：原脱，据《外科正宗》卷十补。

② 鼻：当作"臭"。

③ 汤沃雪：《外科正宗》卷十一作"病轻离"。

④ 壶：原作"乎"，据《外科正宗》卷十一改。

柏、薄荷、青黛各六钱，冰片五分。上为细末，先用温汤漱净，吹药痄上①，日用六七次。

金墨膏

治血箭出血不止者。

歌曰：

> 借问如何治血箭，血流不已无息相，
>
> 独用金墨研磨涂，此血自止舞且唱。

上用金墨研磨，涂出血处，其血自止，效。

冰蛳散

治血箭血痣，点落枯去本痣。

歌曰：

> 冰蛳散内用田螺，砒块将来纸面摩②，
>
> 龙脑硇砂为细末，总将津拌患头和③。

上用大田螺（去壳，日中晒干）五个，白砒（即砒块，面裹煨熟）一钱二分，龙脑（即冰片）一分，硇砂二分。

上药共为细末，以礶蜜收。凡用时将药一二厘津踂④调成饼，贴顶上，用棉纸以厚糊封，以关圣、珍珠等散敛口收

---

① 痄上：原脱，据《外科正宗》卷十一补。
② 摩：《外科正宗》卷五作"糊"。
③ 和：《外科正宗》卷五作"涂"。
④ 踂：当作"唾"。

功矣。

凉血地黄汤

治血箭血痣，内热甚而逼血妄行，出血如飞者。

歌曰：

凉血地黄汤黄连，当归甘草山栀全，

加上玄参效更添，无故出血即安然。

上用生地黄、黄连、当归、甘草、山栀、玄参等分。

上药水二杯，煎八分上下，服之。

健步第十二

予尝稽下而知，人之生有事于上下四方者也，故生辰所以取义而称之曰悬弦令旦①。然既称之，而行走，人之所难免或行至数日之间，神气倦劳，步履难移，当以千里健步散。若平好饮，多酒少食，以伤脾胃，膝中无力，伸不能屈，屈不能伸，膝脊腿脚沉重，而举趾艰辛，当以健步丸。又有行走脚气痛者，当以独甘健步汤。如斯调理，皆为有效。

千里健步散

治远行两足肿痛，若用之可行千里轻便，甚妙。

歌曰：

　　千里健步散奇功，细辛防风白芷同，

　　加上草乌细末研，长安瞬息即时通。

上用细辛、防风、白芷、草乌（草乌若②姜汁炒）各等分。

---

① 悬弦令旦：即悬弧令旦。"弦"为"弧"之误。古代的一种生育礼俗。生男孩，其家中要在左门上悬弧（弓）一张，后世遂称生男为"悬弧"，男子生日为"悬弧令旦"。

② 若：乃。《小尔雅·广言》："若，乃也。"

上共为细末，放在鞋底内，如底干即以水微湿过再放，若行远路，脚不缺力，再不肿痛，效。

健步丸

治生平好饮，多酒少食粥饭，伤于脾胃，膝中无力者。

歌曰：

> 健步丸中用苦参，防己防风柴泽增，
>
> 滑石羌活瓜蒌等，甘草川乌肉桂生。

上用苦参（酒洗）、防己（酒浸微炒）、羌活、柴胡、滑石（炒）、瓜蒌根、甘草各五钱，防风、肉桂各三钱，泽泻一两五钱，川乌（泡）二钱。

上为末，酒糊为丸如梧子大，每服三十丸，空心，酒送下。

独甘健步汤

治走路脚疯痛者。

歌曰：

> 脚痛连心真难抵，炙草研末酒调起，
>
> 涂搽足心绵包裹，高车驷马随登跻。

上用炙甘草研末，用好热酒调，搽脚心上绵包。又有用井花水调，随患而引可。

补助第十三

尝谓千伤百损，患有易瘥难瘥者，亦有而神不清气不爽者，皆因脾胃虚弱也。故设以阳春酒、八仙糕、十全大补汤、八味丸、独参汤，补助为要。此汤散法等，择而用之，切勿偏急。

阳春酒

治损伤，腐烂脓流，肌肉生迟，脾胃虚弱。服此强脾健胃，滋闰①脾②肤，美悦颜色，亦且延寿。

歌曰：

> 一杯阳春酒罕稀，天门冬杞术地奇，
>
> 人参柏子归远志，百补方中让此医。

上用人参（切片）、白术、熟地各五钱，归身（切片）、天门冬、枸杞各三钱，柏子仁、远志各二钱五分。

上药用绢袋宽贮，以好酒五斤，罐内浸至一伏时，每早午晚各饮一杯，热服。如夏月天炎易坏，不堪久服，将药分

---

① 闰：通"润"。《素问·痿论》："阳明者，五藏六府之海，主闰宗筋。"
② 脾：《外科正宗》卷四作"皮"。

作五分，每次用酒一斤，随便浸服亦效。如酒将完，药尚有味，添酒浸饮之，一次为妙。

八仙糕①

治跌损，脾胃虚弱，精神短少，饮食无味，食不作饥，兼呕泄者。

歌曰：

> 八仙糕为何因设，健脾养胃并止泄，
>
> 参苓山药芡实连，白糖米粉延生说②。

上用人参、山药、茯苓、芡实、莲肉各六两，糯、粳米三七升③，白糖霜二斤，白蜜一斤。

上五味各为细末，又将糯、粳米为粉，与上药和匀，将糖蜜汤中顿化，随将粉药乘热和匀，摊铺笼内，切成条糕蒸熟，火上烘干，磁器蜜贮。每日清早，用白汤泡用数条，或干用④亦可，但遇知觉饥时，随用数条甚便。服至百日，轻身耐老，壮助元阳，培养脾胃，妙难尽述。

十全大补汤

治损伤腐烂，发热盗汗，虚弱之极，气血不足，难以

---

① 八仙糕：原作"八仙羔"，据《外科正宗》卷二改。

② 说：同"悦"。喜悦。

③ 糯、粳米三七升：《外科正宗》卷二作"糯米三升，粳米七升"八字。

④ 用：原脱，据《外科正宗》卷二补。

收敛。

歌曰：

> 十全大补参芪芍，熟地川芎肉桂削，
>
> 归术茯苓甘草炙，枣姜和煎渐吞嚼。

上用人参、黄芪、白芍、熟地、川芎、肉桂、当归、白术、茯苓各一钱，甘草五分。

上药以水二杯，姜三片，枣二枚，煎八分，食远服。

八味丸

治损伤口干作渴，舌燥黄硬，兼壮元阳，益精髓，活血驻颜，强志轻身者。

歌曰：

> 八味丸中丹皮桂，山药山萸五味配，
>
> 茯苓泽泻地黄同，生津止渴如干霈①。

上用茯苓、山药、丹皮各四两，山萸肉五两，泽泻（蒸）三两，五味子（炒）三两，肉桂六钱，熟地（捣膏，酒煮）八两。

上药共为末，炼蜜为丸如梧桐子大，每服二钱，空心服，盐汤送下，寻常酒温服亦可。此又渗湿润燥药也。

---

① 霈（pèi）：（雨、雪等）盛貌。也作"沛"。唐慧琳《一切经音义》卷四十引《考声》："霈，雨多儿也。"

六味丸

治损伤愈后血气不足，则髓不满骨，而肾虚肢体软弱，效。

歌曰：

> 六味丸中山药皮，萸肉茯苓泽泻奇，
>
> 再加熟地丸炼蜜，空心频服最相宜。

上用熟地八钱，山萸肉、山药各四钱，丹皮二钱，泽泻二钱，白茯苓三钱。

上药共为末，炼蜜为丸如梧子大，每服三钱，白汤送下。若赖行趾加鹿茸、牛膝各四钱，入前六味丸为妙。

人参养荣汤

治金疮并损伤等发热恶寒，或四肢倦怠，肌肉消瘦，面色萎黄，吸吸短气，饮食无味，但损伤既已逐去瘀血，并金疮疮口不能收敛，因气血不足，当服此愈。

歌曰：

> 人参养荣参术奇，陈皮白芍桂心芪，
>
> 甘草地黄并五味，茯苓远枣姜宜稀。

上用白芍一钱五分，人参、陈皮、桂心、黄芪、当归、白术、甘草各一钱，熟地黄、五味子、茯苓各八分，远志五分。

上姜三片，枣二枚，水二杯煎，食远服。

香砂六君子汤

治损伤及金疮脾胃虚弱，恶心呕吐，或饮食不思等症。

歌曰：

> 记得香砂六君子，参苓白术陈皮始，
>
> 砂仁半夏藿香同，枣姜甘草同煎此。

上用人参、白术、茯苓、陈皮、半夏各一钱，甘草、藿香、砂仁各五分。

上药姜三片，枣二枚，水二杯煎，食远服。

肠风下血

用槐角仁，每日清晨服十五粒，白汤送下，一二七即止。

香附（姜汁炒）四两，老鹳草三钱，白芥子八两，白术一两，千年健三钱，砂仁五钱，陈皮四两，杏仁三钱，没药（去油）三钱，赞地蜂①三钱，佛手八钱，当归一两，上上血竭三钱，川牛膝三钱，木香三钱，秦艽三钱，大活血三钱，

---

① 赞地蜂：钻地风。

三棱三钱，木瓜三钱，桂枝三钱，海风藤三钱，莪术三钱，

青皮一两，官桂五钱，乳香(去油)三钱。①

① 香附……乳香(去油)三钱：原无方名。

校注后记

《跌扑损伤卷之一》乃清代伤科专书，王锡琳书，分十三篇论述跌打损伤药物治疗，是清代跌打损伤分类施治的代表作之一。今将校注工作情况综述如下，以飨读者。

一、底本简介

据《中国中医古籍总目》，《跌扑损伤卷之一》为《伤科方书六种》之一，现仅存手抄本，书藏中国中医科学院图书馆。据卷首"武林三衢开阳祥山邵育贤秘传济世灵丹，专理跌打内外损伤、新旧积血、续骨接筋、诸般吐血、破损伤风、变易难症，功效若神。今将编次汤散丸见歌诀，并增补者一百零八，分为一十三篇，以注患之轻重，分汇各症各治之法，悉录于下"，该书当是王锡琳整理邵育贤疗伤经验之作。

王锡琳，号涤斋，监生，清江苏川沙（在今上海市）人。四世精医，深通医道，活人甚多。兼工咏吟，善绘墨兰。一生好学，年七十犹手不释卷。著有《温病探珠》六卷，今未见。

《跌扑损伤卷之一》载疗伤药方一百零八首，分类论述跌打损伤药物治疗。一百零八首药方统一体例论述，包括药方名称、适应证、汤头歌诀、药方组成及使用方法。

二、学术特点

《跌扑损伤卷之一》突出的学术特点是分类施治。

1. 分类

该书分十三篇论述跌打损伤药物治疗，即外伤第一、内伤第二、续骨第三、破损第四、刎颈第五、接筋第六、破伤风第七、轻重刑伤第八、咬伤第九、炮伤第十、诸般吐血第十一、健步第十二、补助第十三。其中外伤、内伤、续骨、破损、接筋为损伤主证，刎颈、刑伤、咬伤、炮伤为特殊类型损伤，破伤风、吐血为损伤兼证，健步、补助为损伤康复。把十三类归纳为四种，就形成了四种十三类分类法（表1）。

表 1　跌扑损伤分类表

种别	类别
损伤主证	外伤、内伤、续骨、破损、接筋
特殊类型损伤	刎颈、刑伤、咬伤、炮伤
损伤兼证	破伤风、吐血
损伤康复	健步、补助

四种十三类，是按损伤性质对损伤疾病进行分类，比较符合临床实际，对伤科临床具指导意义。

2. 施治

该书共载疗伤药方一百零八首，统一体例论述。有适应证，以供选方，可保选方得当；有汤头歌诀，便于记忆，可保用药准确；使用方法明了，可保使用得法。

一百零八首药方中治疗损伤主证者六十九首，治疗特殊类型损伤者九首，治疗损伤兼证者十八首，用于损伤康复者十二首。对损伤主证选方最多，特殊类型损伤选方最少。可见，该书分类施治主次分明。

三、校注工作

本次校注以文献学方法进行校勘注释，以他校、本校为主，慎用理校。

底本调查中案头文献研究与实地看本子并重。据文献，《伤科方书六种》是清代伤科专书，书藏中国中医科学院图书馆。实地查阅，《伤科方书六种》包含字体各异、开本不同的六册伤科方书手抄本，《跌扑损伤卷之一》为其中一册。其内容完整，体例规范，学术特点明显，是一本独立的伤科方书。故选中国中医科学院图书馆藏《跌扑损伤卷之一》手抄本为校注底本。

他校根据底本内容选择校本。底本主要论述跌打损伤药物治疗，并且诸多药方载于《外科正宗》，故选定《外科正宗》《本草纲目》《实用中药大字典》《中药大辞典》《中药正别名集》《中华人民共和国药典》为校本。选择与底本同年代伤科书籍《医宗金鉴·正骨心法要旨》《伤科大成》《救伤秘旨》《伤科汇纂》《伤科补要》为主要参考书。对底本进行校勘，确定无误者，出注说明。如内伤第二，加味太乙膏组方中"人参"，《外科正宗》卷二，加味太乙膏作"元参"，遂出注说明。接筋第六，生肌玉红膏组方中"麻油一分"，《外科正宗》卷二，生肌玉红膏作"麻油一斤"，遂据《外科正宗》卷二改"分"为"斤"，并出注说明。轻重刑伤第八，"如意黄金散"方，药方组成同《外科正宗》卷二"如意金黄散"方，且"如意金黄散"为现行通用名，遂据《外科正宗》卷二改"如意黄金散"为"如意金黄散"，并出注说明。

本校以上下文互校。如内伤第二，篇首"又当速以大成汤通二便，护服、重伤汤亦可"，句中"护服"显然为一药方名简称，但全书未见"护服汤"，而外伤第一有"护腹汤"，且此处当用"护腹汤"，遂据上文改"服"为"腹"，并出注说明。又"此等症既服通利药，随当俱服以调中二成汤调之"，句中"调中二成汤"是一药方名，但全书未见此方，而该篇下文有"调中二陈汤"，并且通利后当用"调中二陈汤"以调理，遂据下文改"成"为"陈"，并出注说明。

凡疑错讹或衍文，又无校本或参考书校正者，出注说明意见，以俟高明。如续骨第三，裂痛丸，"上用葱根患灰火中炮去皮"，句中"患"疑为"揎"之误。"揎，掷也。"（《集韵·桓韵》）出注说明意见。破损第四，两全散，"敷患上，立止血定痛。又用两全散更妙"句中"又用两全散更妙"疑衍文，出注说明意见。

由于我们的水平及资料所限，王锡琳生卒年月、邵育贤里籍及生平、王锡琳与邵育贤之间的关系、原书其他卷本情况均无从考证，瓜皮、光乌等药名存疑待考，实为校注工作缺憾。校注过程受到焦振廉研究员、宋珍民教授精心指导，王妮讲师、李吉讲师、童元元助理研究员协助查阅资料，在此一并致谢。

李彦民　周小燕　李引刚　胡耀昌

2021 年 10 月

附　录

方名索引